Zuckerfrei für Berufstätige und Faule

Wie Du mit der Zuckerfrei Challenge in 30 Tagen deine Zuckersucht beendest und deinen Körper natürlich entgiftest

Bonus: 50 leichte und schnell umsetzbare Zuckerfrei Rezepte für einen problemlosen Start

Von Mario Baumann

1. Auflage

Inhaltsverzeichnis

Einleitung

Eine immer größere Rolle im Alltag spielt der Zucker in jedem Fall. Es gibt schon Stimmen, die den Zucker als eine Art legales Kokain bezeichnen und sich damit auf den Suchtfaktor beziehen. Doch ist das nicht ein wenig übertrieben? Leider wird immer mehr klar, dass Zucker nicht nur eine Droge ist und süchtig macht, sondern auch richtig krank machen kann. Oft wird die Zuckersucht aber noch sehr unterschätzt.

Möchtest du vom Zucker wegkommen und dein Leben ohne diese Droge genießen? Weißt aber vielleicht noch nicht ganz, wie du das überhaupt schaffen sollst? Dann findest du in diesem Buch viele Tipps, die dir dabei helfen, von der Zuckersucht wegzukommen. Lasse dich auf die große 30 Tages Challenge ein und erfahre auch, was Zucker überhaupt im Körper bewirkt. Danach vergeht garantiert die Lust auf den normalen Haushaltszucker. Ideen für das Kochen und Backen ohne Zucker, aber mit viel Geschmack, gibt es viele – im Buch findest du eine Auswahl der besten Rezepte. Diese sind alle einfach gehalten und eignen sich sehr gut zum Mitnehmen und zum Vorbereiten.

Denn ein gesundes Leben ganz ohne Zucker muss weder zeitaufwendig noch schwierig sein. Nur die ersten 30 Tage musst du erst einmal stark bleiben – denn die Entzugserscheinungen lassen beim Verzicht auf Zucker ganz sicher nicht auf sich warten. Doch es lohnt sich und es gibt sehr viele leckere und gesunde Alternativen. Denn auch wenn du Berufstätig oder beim Kochen eher faul bist, kannst du zuckerfrei und gesund leben! Du musst nur beginnen und dich in einigen Punkten umstellen.

Was ist Zucker überhaupt und welche Zuckerarten gibt es?

Zucker - immer mehr Menschen verbinden mit Zucker heutzutage eher Negatives. Das liegt vor allem daran, dass ständig neue Studien feststellen, dass Zuckerkonsum uns schadet. Zumindest dann, wenn wir das Süßungsmittel ohne Einschränkungen zu uns nehmen. So wird Zucker bereits als Volksdroge bezeichnet. Denn kein anderes Lebensmittel soll für uns ungesünder und vor allen Dingen überflüssiger sein als Zucker. Leider fällt den meisten von uns der Verzicht auf Zucker schwer.

Viele Menschen geben auf, sobald sie hören, dass Zucker sich nicht nur in eindeutig süßen Lebensmitteln versteckt. Denn das macht das Ganze noch schwieriger: Zucker befindet sich nicht nur in Schokolade, Cola und Kuchen, sondern eben auch in Saucen wie Ketchup und in den verschiedensten Fertiggerichten. Zucker versteckt sich also fast überall! Nur ist er meist sehr gut getarnt. Wo sich Zucker überall unter welchen Namen versteckt, erfährst du in den nächsten Kapiteln ebenfalls. Denn ein zuckerfreies Leben ist nur mit dem entsprechenden Wissen möglich.

Die Herkunft von Zucker – eine lange Geschichte

Doch was ist Zucker überhaupt? Und woher kommt er? Die ältesten Zuckerrohr-Funde aus dem Anbau stammen aus Melanesien, Polynesien, und werden auf circa 8.000 vor Christus geschätzt. 2.000 Jahre später gelangte Zuckerrohr von Ostasien nach Indien und Persien. Erst in der Spätantike erreichte das damalige Luxusgut mittels der Kreuzfahrer das heutige Europa. Ab ungefähr dem Jahre 1500 wurde Zuckerrohr auf Plantagen in den unterschiedlichsten Regionen angebaut. In Verbindung mit der Kolonialisierung durch Spanier, Engländer, Franzosen und Holländer verbreitete er sich in Lateinamerika, vor allem auch in der Karibik, und in den Räumen am Indischen Ozean und des Pazifiks.

In dieser Zeit blieb Zucker aber weiterhin ein Luxusartikel der Reichen, während das Volk sein Essen weiterhin mit Honig süßte. Aufgrund seines beträchtlichen Wertes erhielt Zucker im

16. Jahrhundert auch den Namen "Weißes Gold". Zu dieser Zeit entstanden in Europa die ersten Raffinerien, die den Rohzucker aus Übersee verarbeiteten.

Einen Einschnitt gab es, als Andreas Marggraf 1747 den Zuckergehalt der in Europa heimischen Runkelrübe entdeckte. Seitdem war Zuckerrohr nicht mehr die einzige Rohstoffquelle zur Zuckergewinnung. Und nicht sehr viel später, im Jahr 1801, brachte der Chemiker Franz Carl Achard die industrielle Zuckerproduktion in Gang. Somit sank auch der Preis des weißen Goldes und immer mehr Menschen konnten sich Zucker problemlos leisten. Seitdem ist es für uns beinahe unvorstellbar, dass Zucker vor zwei Jahrhunderten genauso viel wert war wie Gold! Heute handelt es sich schließlich um einen extrem billigen Stoff, den es für wenige Cents in der Kilopackung gibt.

Die Zuckerproduktion in der heutigen Zeit

Auch heute noch wird Zucker aus Zuckerrohr gewonnen. Doch die traditionellen Zuckerproduzenten der Karibik sind längst von effizienten und stark mechanisierten Großproduzenten abgelöst worden. Diese haben ihren Sitz in Europa, den USA, Brasilien, Thailand und Australien. Dabei sind die Hauptanbaugebiete des Zuckerrohrs weltweit zu finden: Sie befinden sich in den Tropen und Subtropen. Ganz vorne stehen dabei Brasilien, Indien und China. Und: Zuckerrohr stellt heutzutage mindestens rund 70 Prozent der gesamten Zuckerproduktion! Zuckerrüben werden mengenmäßig am meisten in Russland, Frankreich und den USA angebaut.

Nun gewinnt man schnell den Eindruck, der einzige Unterschied in Bezug auf Zucker sei seine Herkunft. Allerdings möchte ich hier einen genaueren Blick auf das weiße Süßungsmittel werfen. Denn ob Zucker letztlich aus der Rübe oder Zuckerrohr gewonnen wird, sagt noch nicht viel aus. Interessant sind nämlich auch seine Zusammensetzung, Eigenschaften und Auswirkungen auf unseren Körper - und Geist. Aber dazu später mehr.

Ist Zucker gleich Zucker?

Die meisten von uns denken bei Zucker erst einmal an den weißen Kristallzucker, also den gewöhnlichen Haushaltszucker. Weitere Bezeichnungen für ihn sind auch einfach Rohr- oder Rübenzucker und Raffinade-Zucker, beziehungsweise raffinierter Zucker. Chemisch gesehen besteht übrigens kein Unterschied zwischen reinem Rohrzucker und reinem Rübenzucker. Unser Haushaltszucker wird auch Saccharose genannt und besteht aus Glucose, das heißt Traubenzucker, und Fructose, also Fruchtzucker. Daneben gibt es aber noch weitere Arten von Zucker. Da fällt einem doch direkt der braune Zucker ein. Doch was ist eigentlich an diesem so anders als am weißen?

Brauner Zucker ist gesünder... Oder etwa doch nicht?

Abgesehen vom weißen, vollständig raffinierten Zucker gibt es nämlich noch den Roh-Rohrzucker und Vollrohrzucker. Der Roh-Rohrzucker ist nur teilweise raffiniert, Vollrohrzucker ist gänzlich unraffiniert. Das bedeutet, dass er sozusagen ein Halbfertigprodukt, oder Zwischenprodukt, des weißen Rohr- oder Rübenzuckers ist. Des Öfteren wird der Begriff Rohrzucker als Bezeichnung für braunen Zucker benutzt, was allerdings falsch ist. Denn brauner Zucker kann genauso aus der Rübe gewonnen werden.

Oft denken wir, dass brauner Zucker irgendwie doch gesünder sei als sein weißes Pendant. In Wahrheit aber gibt es in Bezug auf die Kalorienanzahl keinen Unterschied zwischen den beiden Zuckerarten. Auch sonst bringt der braune Zucker gesundheitlich keine Vorteile mit sich. Zwar kann er teils noch geringe Spuren von Mineralstoffen enthalten. Die Menge jedoch ist zu gering, um einen echten positiven Effekt auf unsere Gesundheit haben zu können.

Der Unterschied zwischen den beiden Zuckersorten findet sich dagegen in der Art ihrer Herstellung. Zwar werden beide aus Zuckerrohr beziehungsweise der Zuckerrübe gewonnen: Die Pflanzen werden jeweils zerkleinert, dann gekocht und gepresst und anschließend weiterbehandelt, bis sich ein süßer Sirup bildet. Dieser wird danach getrocknet und weiterbehandelt, der Fachbegriff hierfür ist das sogenannte Aufreinigen.

Wenn der Verarbeitungsprozess an dieser Stelle beendet wird, wurde schon der braune Zucker gewonnen. Wenn der Prozess der Aufreinigung dagegen wiederholt durchgeführt wird, entsteht weißer Zucker. Die unterschiedliche Farbe lässt sich durch die Reste des Sirups erklären, die beim braunen Zucker vorhanden sind. Auch der Geschmack der beiden Zuckersorten unterscheidet sich ein wenig: So schmeckt die dunkle Zuckervariante ein bisschen malziger und ganz leicht nach Karamell. Gesünder als sein weißes Gegenstück ist er jedoch nicht. Nur beliebter für den Tee oder für Cocktails genau wie für verschiedene Backrezepte ist der braune Zucker. Besser ist er aber nicht – dabei handelt es sich also nur um einen Mythos.

Weitere Zuckerarten: Die lange Liste der Zuckerarten

Jeder von uns hat neben dem herkömmlichen Haushaltszucker auch schon von anderen Zuckerarten gehört, beispielsweise von Trauben-, Frucht- oder Milchzucker. Tatsächlich ist es so, dass der Oberbegriff Zucker eine äußerst umfangreiche Klasse von Verbindungen zusammenfasst. Diese Verbindungen werden je nach Anzahl der chemischen Bauteile in Einfachzucker (Monosaccharide), Zweifachzucker (Disaccharide) oder Mehrfachzucker (Polysaccharide) eingeteilt. Beispiele für Monosaccharide wären Trauben- und Fruchtzucker, also Glucose und Fructose. Sie sind Bestandteil von Früchten und kommen auch in Honig vor. Zu den Disacchariden gehört zum Beispiel Malzzucker (Maltose) sowie Milchzucker (Laktose) und eben auch die in Zuckerrohr und Zuckerrüben enthaltene Saccharose.

Zu den Polysacchariden zählen Stärke und Ballaststoffe wie beispielsweise Zellulose. Diese schmecken weit weniger süß als die anderen beiden Verbindungen. Die verschiedenen Zuckerarten unterscheiden sich also auch in Bezug auf ihre Süßkraft. Glucose und Laktose schmecken wiederum weniger süß als Fructose und Saccharose. Fruchtzucker besitzt ganze 120 Prozent der Süßkraft von normalem Zucker! Somit ist er die süßeste der natürlichen Zuckerarten. Unabhängig davon, wie süß die Zuckerarten nun schmecken, eins haben sie alle gemeinsam: Den Kaloriengehalt! Der liegt bei rund 400 kcal pro 100 Gramm Zucker. Somit ist Zucker ein sehr schneller Energiespender. Allerdings ist der Zuckerkonsum oftmals bei vielen sehr hoch - kann das gesund sein? Trotzdem ist auch immer die Quelle des Zuckers zu beachten. Fruchtzucker aus dem Obst ist definitiv nicht annähernd so schädlich wie industriell hergestellter, verarbeiteter weißer Zucker.

Achterbahnfahrt befindet. Komplexe Kohlenhydrate mit viel Ballaststoffen dagegen versorgen den Körper mit Energie, aber halten ihn auch über einen langen Zeitraum satt. Solche Kohlenhydrate befinden sich zum Beispiel in Gemüse und in Vollkornprodukten. Dadurch steigt der Blutzuckerspiegel auch nicht so an, was ebenfalls vorteilhaft ist.

Gefährlich: Ein dauerhaft erhöhter Insulinspiegel

Die Aufnahme von Glucose lässt den Blutzuckerspiegel sehr schnell nach oben schießen, weil er direkt ins Blut gelangt. Das löst die Produktion großer Mengen an Insulin aus, eines Hormons der Bauchspeicheldrüse. Dessen Aufgabe ist es nun, den Zucker an unsere Organe und Körperzellen zu verteilen. Dadurch erhalten diese Energie. Wenn Sie also ständig Zucker zu sich nehmen, ist Ihr Insulinspiegel kontinuierlich erhöht. Das wiederum hat zur Folge, dass sich viele chronische Krankheiten entwickeln können. Antriebslosigkeit, Müdigkeit, sogar Krankheit und Depressionen löst Zucker angeblich aus.

Zu viel Zucker ist gar nicht gut – einige erschreckende Folgen

Außerdem schwächt Zucker das Immunsystem und wir werden anfällig für alle möglichen Krankheiten. Da wir beim Zuckerkonsum oft weder Vitamine noch Mineralien aufnehmen, muss der Körper auf die eigenen Vorräte zurückgreifen. Dies hat dann langfristig betrachtet einen chronischen Mangel an Mineralstoffen zur Folge. Solch ein Mangel wiederum kann viele Krankheiten fördern und verursachen, beispielsweise Fettsucht, Karies oder sogar vorzeitige Alterserscheinungen wie Falten und eine abnehmende Sehstärke.

Dann sind da noch gefährliche Spätfolgen des erhöhten Zuckerverzehrs wie Osteoporose und Diabetes. Laut verschiedener Studien soll es zudem einen Zusammenhang zwischen einem hohen Zuckerkonsum und der Degeneration des Gehirns geben. Dies würde Merkprobleme und sogar Krankheiten wie Alzheimer und Demenz zur Folge haben. Und das waren nur ein paar der negativen Auswirkungen von Zucker auf unseren Körper. Die Liste ist leider noch ein wenig länger und das gehört auch mit zu den Gründen, warum der Zuckerkonsum so sehr verteufelt wird.

Zucker als vermeintlicher Energiespender

Du siehst daher jetzt schon, dass das Fazit eines erhöhten Zuckerkonsums in jeder Hinsicht negativ ausfällt. Warum tun wir unserem Körper also trotzdem so viel Zucker an? Leider hat das "weiße Gold" auch einige vermeintlich positive Effekte, die uns immer wieder erneut zu den süßen Versuchungen greifen lassen. Wer kennt das nicht: Müde auf der Arbeit? Schnell Traubenzucker zu sich nehmen und die anstrengende Arbeit fällt einem viel leichter. Ein anderes bekanntes Beispiel: Bei Liebeskummer Schokolade essen - und schon geht es einem besser. Nach dem Genuss von Zucker spürt man tatsächlich Wohlbehagen, und Nervosität und Unruhe verschwinden. Plötzlich fühlt man sich viel leistungsfähiger und sogar glücklicher. Wieso ist das so?

Zucker macht glücklich - und süchtig!

Insulin sorgt für die Aktivierung eines Stoffes, der für die Entstehung von Serotonin verantwortlich ist. Dieses wird auch als Glückshormon bezeichnet, denn es sorgt für Gelassenheit und sogar für Glücksgefühle. Und was für Glücksgefühle sorgt, wird bekanntlich schnell zur Sucht. Deshalb könnte man zu der Behauptung gelangen, dass wir süße Lebensmittel in Wirklichkeit viel weniger mögen, als wir denken. Und dass wir sie nur deshalb essen, weil wir von ihnen abhängig sind! In den meisten Fällen fällt uns natürlich nicht auf, dass wir da bereits in eine Abhängigkeit geraten sind. Denn der tägliche Verzehr von Zucker in Form von Süßigkeiten, Kuchen und gesüßten Getränken ist für uns ganz normal.

Schon als Säugling werden wir schließlich an Süßes gewöhnt, das sich in Tees und Kindernahrung verbirgt. Es gibt sogar Studien, die zeigen, dass der Konsum von Zucker sich ähnlich auf das Gehirn auswirkt wie der

auch schon einmal 11 verschiedene Süßungsmittel gefunden. Bei dem Beispiel waren das: Glukosesirup, Glukose-Fruktose-Sirup, Maltodextrin, Milchzucker, karamellisierter Zucker, Molkenerzeugnis, Süßmolkepulver, Magermilchpulver, Zucker, gezuckerte Kondensmilch und Vollmilchpulver. Das gemeine an dieser Stelle ist, dass durch die vielen Süßungsmittel weniger von jedem einzelnen genommen werden. Dadurch ist ein Auflisten später in der Zutatenliste möglich und umsetzbar. Im genannten Produkt wird „Zucker" erst irgendwo in der Mitte der Zutaten aufgelistet. In der Realität liegt der Zuckergehalt bei einem solchen Produkt bei 45 Gramm pro 100 Gramm. Erschreckend oder? Das zeigt auch, wie groß der Einfluss der Industrie ist und warum ganz dringend ein Umdenken erforderlich ist.

Alternativen zum klassischen Zucker

Wie zuvor angesprochen gibt es den weißen oder braunen Zucker noch gar nicht so lange. Davor war ein Süßen der Gerichte mit Honig üblich. Zuckerrübensirup ist im Anschluss eher die Variante für ärmere Menschen geworden. Tatsächlich sind diese Alternativen für den Körper besser und die negativen Effekte von klassischem Zucker treten nicht so stark auf. Zu beachten ist dabei, dass die folgenden Alternativen auch Vitamine und Mineralstoffe enthalten und darüber hinaus für einen leichteren Anstieg des Blutzuckerspiegels sorgen. Nachteile gibt es aber auch, die du bei der jeweiligen Alternative findest. Diese Alternativen sind somit ganz klar die bessere Option, jedoch ebenfalls vorsichtig und in nicht zu großen Mengen einzusetzen. Rezepte mit 200 Gramm Honig für einen kleinen Kuchen solltest du daher ebenfalls kritisch betrachten.

Kokosblütenzucker

Der Zucker mit leichter Karamellnote stammt von Kokosblüten, die zu einem Saft eingekocht werden. Anzumerken ist hierbei, dass Kokosblütenzucker Vitamine und Mineralien enthält und den Blutzuckerspiegel eher langsam ansteigen lässt. Daher handelt es sich um eine gesündere Option im Vergleich zum normalen Zucker.

Stevia

Hierbei handelt es sich um eine aus Südamerika stammende Pflanze, die wirklich extrem süß schmeckt. Stevia ist in flüssiger Form oder in Form von Tabletten erhältlich und enthält keine Kalorien. Es handelt sich daher um eine Alternative zum normalen Zucker, die aber wegen dem extrem süßen Geschmack trotzdem in Maßen einzusetzen ist. Der Geschmack ist hier schon ein wenig Gewöhnungsbedürftig.

Erythrit oder Birkenzucker

Erythrit oder auch Xylit gehören zu den Zuckeralkoholen, die chemisch gewonnen werden. Diese haben nur 20 Kalorien auf 100 Gramm oder auch gar keine Kalorien, je nach Version. Mittlerweile hat sich herausgestellt, dass der Blutzuckerspiegel hierbei nicht so stark beeinflusst wird und somit auch Diabetiker Erythrit nutzen können. Da die Verbindungen etwas weniger stark als Zucker süßen, müssen sie höher dosiert werden. Allerdings kann es bei größeren Mengen zu starken Blähungen und zu Durchfall kommen. Daher ist auch dieser Austauschstoff in nicht so hoher Konzentration einzusetzen. Gerade beim Backen ist Erythrit sehr praktisch, da sich die Konsistenz des Gebäcks nicht ändert.

Ahornsirup

Der eingekochte Saft des Ahorns ist die bekannte, pflanzliche Alternative zu Honig. Darüber hinaus ist Ahornsirup ähnlich wie Honig zu bewerten und lässt den

Blutzuckerspiegel ebenfalls ansteigen. Mit 265 Kalorien pro 100 Gramm besitzt er weniger Kalorien als Zucker mit 400 Kalorien, jedoch ebenfalls einen mittleren bis hohen glykämischen Index. Allerdings enthält Ahornsirup verschiedene positive Inhaltsstoffe und ist daher in jedem Fall besser als klassischer Zucker. Zum ersetzen von 100 Gramm Zucker reichen übrigens 70 Gramm Ahornsirup durch die stärkere Süßkraft aus.

Honig

Bienenhonig ist geschmacklich sehr abwechslungsreich, da es zahlreiche Sorten von Waldhonig über Blütenhonig gibt. Im Gegensatz zu Zucker liefert Honig Enzyme und Mineralstoffe, die tatsächlich wertvoll sind. Allerdings ist der Zuckergehalt sehr hoch und auch hier steigt der Blutzuckerspiegel an. Daher ist Honig besser als klassischer Zucker, jedoch immer noch in kleinen Mengen einzusetzen.

Agavendicksaft

Der Saft stammt von den Agaven, die gerade in Mexiko in großen Mengen vorkommen. Agavendicksaft ist somit genau wie Ahornsirup pflanzlich und von der Konsistenz her flüssiger als Honig. Im Gegensatz zu anderen Süßungsmitteln hat Agavendicksaft einen niedrigeren glykämischen Index und einen besonders hohen Anteil an Fruchtzucker. Gerade Fructose vertragen aber viele Menschen nicht, sodass auch diese Alternative mit Vorsicht zu genießen ist. Agavendicksaft verfärbt übrigens Teige sehr stark und eignet sich daher eher weniger als Alternative beim Backen. Besonders gut passt der Dicksaft zu Getränken und zu Smoothies.

2. Du hast plötzlich viel mehr Energie

Zucker macht dich müde und schlapp. Beim Verzicht und beim Konsum von gesunden Lebensmitteln hast du daher mehr Energie und dein Körper schüttet weniger Tryptophan aus, wodurch das Schlafhormon Melantonin nicht mehr im Überschuss produziert wird. Den Effekt wirst du schon nach wenigen Tagen deutlich spüren und von der gesteigerten Energie profitieren.

3. Du kannst dich besser konzentrieren

Nach dem Zuckerkonsum steigt deine Leistung sehr kurz stark an und rauscht dann in den Keller. Das bedeutet, dass du dich beim Verzicht auf Zucker viel besser konzentrieren kannst und eine bessere Leistung bringst. Zuckerfrei zu leben macht also nicht nur glücklich, sondern auch schlau und steigert deine Fähigkeit zur Konzentration.

4. Deine Haut sieht jünger und straffer aus

Zucker sorgt für Falten und dafür, dass die Haut nicht mehr so straff aussieht. Als Folge davon siehst du älter aus und deine Haut ist auch nicht strahlend schön. Pickel und Hautunreinheiten sind weitere Folgen des Zuckerkonsums.

5. Geringeres Gewicht und eine schöne Figur als Folge

In vielen Fällen sorgt der Verzicht auf Zucker und der Umstieg auf eine gesündere Ernährung für eine Abnahme. Durch das geringere Gewicht siehst du ebenfalls jünger und schöner aus und die Gefahr für weitere Erkrankungen sinkt ebenfalls weiter.

Hier findet sich versteckter Zucker

Zucker ist in Kuchen, Schokolade und Keksen genau wie in Nuss-Nougat-Creme und Eis zu finden. Das ist soweit eigentlich jedem klar. Allerdings geht die Liste der Lebensmittel mit Zucker noch viel weiter und nicht immer steht auch Zucker unter diesem Namen auf der Verpackung. Wie bereits erwähnt gibt es rund 70 verschiedene Stoffe, die aber alle Süßungsmittel und verschiedene Zuckerarten meinen. Besonders besorgniserregend sind dabei auch die verschiedenen Süßstoffe, die zum Teil noch gar nicht umfassend hinsichtlich der Auswirkungen erforscht sind. Das ist besonders besorgniserregend, da einige Süßstoffe wie zum Beispiel Aspartam unter Verdacht stehen, sogar Krebserregend zu wirken.

Nur einige Beispiele für Süßungsmittel, die Zucker enthalten:

- Glucose, Dextrose und Traubenzucker
- Fructose/ Fruchtzucker
- Maltose/ Malzzucker
- Lactose/ Milchzucker
- Glukosesirup/ Glukose-Fructose-Sirup
- Rohrzucker
- Rübenzucker
- Saccharose/ Sucrose (Bezeichnungen für Haushaltszucker)

Alle zuvor genannten Begriffe meinen am Ende Zucker in seinen verschiedenen Ausprägungen. Da in fast allen Fertiggerichten und Lebensmitteln die einzelnen Zuckerarten enthalten sind, macht es Sinn, diese so gut es geht zu vermeiden. Denn der Effekt ist immer gleich und gerade Milchzucker und Fruchtzucker in der verarbeiteten Form vertragen viele Menschen gar nicht. Probleme mit Magen und Darm gehören dann ebenfalls zu den nicht so schönen Folgen. Doch neben dem Zucker sind mittlerweile ja auch die Süßstoffe in der Nahrung und in den Getränken ein großes Problem.

Hier einige besonders bekannte Süßstoffe und ihre Namen (Zugelassen in der EU):

- Aspartam (E 951)
- Acesulfam K (E 950)
- Cyclamat (E952)
- Saccharin (E 954)
- Sucralose (E955)
- Thaumatin (E957)
- Neohesperidin (E959)
- Steviolglycoside (E960)
- Neotam (E961)
- Aspartam-Acesulfam-Salz (E962)
- Advantam (E969)

Mögliche Schädigungen der Nieren, die Neigung dazu, zum Diabetiker zu werden und ein stärkeres Hungergefühl sind hier nur einige Nachteile. Außerdem bekommt der Körper ja hier auch suggeriert, dass süß gegessen und getrunken wird. Ein Suchteffekt tritt daher auch hier ein und Heißhunger ist ebenfalls möglich. Darüber hinaus verlernen die Geschmacksnerven den natürlichen Geschmack von Lebensmitteln. Die vollständigen Effekte der zugelassenen Süßstoffe sind immer noch nicht ganz erforscht. Auch wenn sie keine Kalorien liefern: Finger weg! Es ist in jedem Fall nicht gut und nicht zu empfehlen, klassischen Zucker durch solche Austauschstoffe zu ersetzen.

Bist du neugierig, in welchen Lebensmitteln sich noch so Zucker- und Süßungsmittel befinden, wo du es vielleicht nicht sofort vermutest? Hier kommen einige Beispiele, die mittlerweile für ihren Anteil an Zucker bekannt geworden sind.

Frühstück: Der Tagesstart ohne Zucker

Overnight Oats: Klassiker zum Mitnehmen

Zutaten

- 3 EL Haferflocken
- Etwas Milch oder Pflanzenmilch
- 1 TL Chiasamen
- 2 EL Naturjoghurt (nicht fettarm!)
- Nüsse
- Früchte
- Kokosraspeln nach Geschmack

Zubereitung

1. In einem Schraubglas die Haferflocken und Chiasamen verrühren und mit Milch aufgießen. Die Milch sollte die Haferflocken gerade so bedecken – also nicht zu viel dazugeben!

2. Joghurt darauf verteilen. Dann Früchte nach Geschmack oben drauf legen und alles mit Nüssen und Kokosraspeln nach Wunsch toppen.

3. Über Nacht ziehen lassen und am nächsten Morgen einfach direkt verzehren oder mit ins Büro nehmen.

Tipp

Das hier ist das Grundrezept, welches du ganz nach Wunsch erweitern kannst. Das nächste Rezept zeigt dir eine mögliche Abweichung – doch hier sind unzählige Optionen möglich. Rohkakao, Kakaonibs, püriertes oder nicht püriertes Obst und mal mit und mal ohne Joghurt. Hier kannst du dich richtig austoben!

Die Oats in der exotischen Variante

Zutaten

- 3 EL Haferflocken
- 1 EL Chiasamen
- 100 Gramm Mango, frisch oder TK
- Kokosraspeln

Zubereitung

1. Haferflocken mit Chiasamen in einem Glas vermischen und mit ein wenig Milch aufgießen. Dabei soll die Flüssigkeit gerade die Haferflocken bedecken.

2. Mango pürieren und das Püree auf den Haferflocken verteilen. Mit Kokosraspeln toppen, über Nacht ziehen lassen und mitnehmen.

Porridge mit Äpfeln

Zutaten

 ½ kleines Glas Haferflocken

 1 Glas (das gleiche) Mandelmilch, ungesüßt oder Kuhmilch

 1 kleiner Apfel

 1 TL Zimt

 1 EL gehackte Nüsse (Mandeln, Walnüsse, Haselnüsse)

Zubereitung

1. Haferflocken und die Milch in einen Topf geben und bei geringer Temperatur erhitzen. Dabei umrühren nicht vergessen, damit das Porridge nicht anbrennt. Wenn eine cremige Konsistenz erreicht ist, Zimt ebenfalls unter rühren und den Topf vom Herd nehmen.

2. Apfel in Stücke schneiden und in das Porridge rühren. Mit Nüssen bestreut servieren. Alternativ passt jedes andere Obst zum Porridge – sehr lecker ist Porridge auch mit Banane.

Tipp

Zu aufwendig? Püriere einfach alles zusammen und fülle dir den leckeren Smoothie in einen Trinkbecher um. Dadurch hast du für unterwegs ein gesundes Frühstück in flüssiger Form.

Green Smoothie

Zutaten

- 200 Gramm frischer Spinat
- ½ Banane
- Wasser zum Auffüllen

Zubereitung

1. Spinat mit der Banane mixen und so mit Wasser auffüllen, dass eine cremige Konsistenz entsteht. Nach Geschmack noch mit einigen Chiasamen toppen. Der Smoothie eignet sich auch sehr gut zum Mitnehmen.

Avocadobrot mit Granatapfel

Zutaten

- 1 Scheibe Vollkornbrot
- 2 EL körniger Frischkäse
- ¼ Avocado
- 1 EL Granatapfelkerne

Zubereitung

1. Brot mit Frischkäse bestreichen und das Fruchtfleisch der Avocado in Spalten schneiden. Avocadospalten mit Granatapfel auf dem Brot verteilen und alles mit Salz und Pfeffer würzen.

2. Nach Geschmack mit Sprossen bestreuen. Hier ist eine Mitnahme in der Brotdose jederzeit möglich.

Rührei auf Vollkornbrot

Zutaten

- 2 Eier
- 1 EL Milch
- 50 Gramm Kirschtomaten
- 1 EL Öl
- 1 Scheibe Vollkornbrot
- Frische Petersilie, Schnittlauch

Zubereitung

1. In einer Schüssel Eier mit Milch verquirlen. Salzen.
2. Öl in einer Pfanne erhitzen, Eimasse hinzugeben und kurz stocken lassen. Dann verrühren und die Kirschtomaten hinzugeben. Pfeffern und auf den Brotscheiben verteilen.
3. Mit frischen Kräutern bestreut servieren.

Mittagessen: Leckere Gerichte ohne Zucker

Würziger Linseneintopf

Für 4 Portionen

Zutaten

- 180 Gramm Linsen, rot
- 2 Dosen gehackte Tomaten ohne Zuckerzusatz
- 2 mittelgroße Auberginen
- 4 Frühlingszwiebeln
- 1 bis 2 Knoblauchzehen
- Saft einer halben Limette
- 2 EL Olivenöl
- Salz, Pfeffer, Koriander
- Etwa 300 Gramm Vollkornreis

Zubereitung

1. Auberginen waschen und in sehr kleine Stücke schneiden.

2. Frühlingszwiebeln waschen und in dünne Scheiben schneiden. Knoblauchzehen schälen und auspressen.

3. Zwiebeln, Auberginen und Knoblauch in dem Olivenöl in einer Pfanne anbraten. Unter rühren für etwa 10 Minuten lang anbraten.

4. Jetzt kommen die Linsen, die gehackten Tomaten und ein Liter Wasser hinzu.

5. Mit Gewürzen abschmecken und den Limettensaft hinzugeben. Bei mittlerer Temperatur und leicht geöffnetem Deckel für 20 Minuten köcheln lassen.

6. Reis nach Packungsanweisung kochen und zusammen mit dem Linseneintopf servieren. Dieser Eintopf lässt sich gut vorbereiten und dann mitnehmen.

Chili con Carne

Für 2 Personen

Zutaten

- 300 Gramm gemischtes Hackfleisch
- 1 Dose Kidneybohnen
- 1 große Paprika, rot
- 2 Zwiebel, mittelgroß
- 1 Knoblauchzehe
- 1 Dose Tomaten, gehackt oder geschält
- 1 bis 2 Chilischoten
- 1 EL Olivenöl
- Salz, Pfeffer, Kümmel, Koriander, Chilipulver

Zubereitung

1. Schäle die Zwiebeln und die Knoblauchzehe und hacke beides in feine Stücke. Paprika schälen und ebenfalls in Stücke schneiden.

2. Jetzt erhitzt du das Öl in einem großen Topf und brätst zuerst das Hackfleisch an, bis es durch ist. Das dauert rund 10 Minuten.

3. Zwiebeln, Knoblauch und die Paprikawürfel hinzugeben und für drei Minuten mit andünsten. Rühre das Chili dabei regelmäßig um, sonst brennt es auf dem Boden des Topfes an. Schneide die Chilischoten in kleine Stücke und gebe sie dazu.

4. Spüle die Kidneybohnen ab und gebe sie zusammen mit den Tomaten dazu. Mit geschlossenem Deckel für 5 Minuten bei geringer Temperatur köcheln lassen.

5. Alles mit den Gewürzen kräftig abschmecken und im Anschluss servieren. Dazu passt sehr gut Reis oder es schmeckt auch einfach so ohne weitere Kohlenhydrate.

Tipp

Natürlich ist das Gericht auch ohne Fleisch möglich. Dann kannst du das Fleisch einfach weglassen. Anstatt der Dosentomaten kannst du auch einfach drei oder vier Fleischtomaten nehmen und diese in Stücke geschnitten dazugeben! Das pikante Chili eignet sich aber wirklich perfekt zum Mitnehmen und macht satt und zufrieden. Und schnell ist es auch noch zubereitet.

Kartoffelpfanne mit Bohnen

Für 3 Personen

Zutaten

- 500 Gramm Kartoffeln
- 500 Gramm grüne Bohnen
- 150 Gramm Tomaten
- 5 Frühlingszwiebeln
- 1 bis 2 Knoblauchzehen
- 150 Gramm geriebener Käse
- Saft einer halben Limette
- Salz, Pfeffer, Paprikapulver
- 1 EL Olivenöl
- Etwas Sahne
- Etwas Bohnenkraut

Zubereitung

1. Bringe Wasser in einem Topf zum Kochen und schäle in der Zwischenzeit die Kartoffeln. Schneide diese in Hälften und gare sie mit etwas Salz im Topf, bis sie gar sind.

2. Wasche die Bohnen und schneide sie in etwa 5 cm lange Stücke. Diese garst du einige Minuten mit ein wenig Wasser in einem Topf.

3. Frühlingszwiebeln und Knoblauchzehen waschen, fein hacken und in dem Öl für etwa 4 Minuten andünsten. Jetzt kommen die gekochten Kartoffeln und die Bohnen mit dem Wasser hinzu.

4. Alles knapp 5 Minuten köcheln lassen und dann die Tomaten in kleine Stücke schneiden und dazugeben. Kartoffelpfanne mit den Gewürzen abschmecken und etwas Sahne sowie das Bohnenkraut dazugeben. Nach weiteren 5 Minuten servieren – lässt sich ebenfalls gut vorkochen.

Spinatlasagne

Für 4 Personen

Zutaten

- 600 Gramm junger Spinat oder Blattspinat, TK
- 300 Gramm Magerquark
- Jeweils 125 ml Milch und Sahne
- 120 Gramm geriebener Käse
- 300 Gramm Lasagneplatten
- 2 Knoblauchzehen
- Salz, Pfeffer, Muskat
- Etwas Schinken je nach Wunsch

Zubereitung

1. Gebe den Spinat mit der Milch in einen Topf und lasse ihn auftauen. Entweder bei geringer Temperatur oder du legst den Spinat einige Stunden vorher raus, damit er auftauen kann.

2. Schäle die Knoblauchzehen und presse sie aus. Jetzt verrührst du den Knoblauch mit der Sahne, dem Quark, 80 Gramm von dem Käse sowie Salz, Pfeffer und Muskat. Je nach Geschmack kannst du hier auch etwas Schinken in Stücken mit dazugeben.

3. Beginne mit dem Schichten der Lasagne in einer Auflaufform: Erst kommen einige Löffel Spinat, dann Lasagneplatten, dann Quarkcreme im Wechsel. Die oberste Schicht der Spinatlasagne sollte Spinat sein.

4. Bestreue die Lasagne mit dem restlichen Reibekäse und backe sie für etwa 30 Minuten bei 180 Grad im vorgeheizten Backofen.

Tipp

Du willst die Lasagne mitnehmen? Dann gib doch einfach ein Stück davon in eine verschließbare Dose und wärme sie vor dem Verzehr kurz in der Mikrowelle auf.

Tipp

Du möchtest das Gericht in die vegane Variante umwandeln? Dann ersetze die Sahne durch Soja Cuisine und den geriebenen Käse zum Beispiel durch 2 Esslöffel Paniermehl.

Kerniges Tofu mit Gemüse

Für 2 Personen

Zutaten

- 1 große Packung Tofu
- 2 EL Olivenöl
- 4 grüne Zwiebeln nach Geschmack
- 1 große Zucchini
- 2 Knoblauchzehen
- 1 EL Sojasoße
- 2 EL Essig
- 1 EL Sesamöl
- 120 Gramm geröstete Cashewnüsse

Zubereitung:

1. Schneide das Tofu in nicht zu große Würfel und bestreue diese dann erst einmal mit Salz und Pfeffer. Jetzt sollten die Tofuwürfel ziehen – für mindestens 30 Minuten.

2. Wasche in der Zwischenzeit die Zucchini und schneide diese in Scheiben. Hacke die Zwiebeln und die Knoblauchzehen sehr fein.

3. Jetzt brätst du die Tofuwürfel rundum in dem Öl in einer Pfanne an. Sie sollten am Ende von allen Seiten gut gebräunt sein.

4. Gebe jetzt die Zucchini, Knoblauch und die Zwiebeln hinzu. Alles zusammen sollte für gut 3 Minuten bei geringer Temperatur köcheln.

5. In einer kleinen Schüssel vermischst du zuerst das Sesamöl mit der Sojasoße, den Gewürzen und dem Essig. Diese Mischung kommt jetzt zum Tofu und zum Gemüse. Am besten gibst du noch einige Esslöffel Wasser hinzu, damit eine Soße auf diese Weise entsteht.

6. Die Tofupfanne servierst du mit den gerösteten Cashewnüssen. Dazu passt normaler Vollkornreis doch auch Blumenkohlreis ist

eine tolle Ergänzung, wenn du auf einen geringen Anteil an Kohlenhydraten achten möchtest.

One-Pot Pasta mit Erdnusssoße

Für 3 bis 4 Personen

Zutaten

- 300 Gramm Tagliatelle (Vollkorn)
- 3 Möhren
- 2 Paprika
- 4 bis 5 Frühlingszwiebeln
- 2 EL Erdnussmus
- 2 bis 3 Knoblauchzehen
- 1 Stückchen Ingwer, etwa daumengroß
- 120 Gramm Erdnüsse, gesalzen und geröstet
- 1 Liter Gemüsebrühe
- ½ Bund frischer Koriander
- 2 EL Sojasoße
- Salz, Pfeffer, etwas Curry, Chiliflocken
- Saft einer Limette

Zubereitung

1. Wasche und schneide das gesamte Gemüse klein.

2. Jetzt gibst du alle Zutaten bis auf den Limettensaft in einen großen Topf und bringst die Mischung zum Kochen. Lasse alles bei mittlerer Temperatur für maximal 10 Minuten köcheln. Dann sollten die Nudeln al dente sein. Rühre zwischendurch mehrfach alles um, damit nichts anbrennt.

3. Gebe den Limettensaft hinzu und schmecke alles noch einmal ab.

Tipp

Perfekt zum Vorkochen, zum Mitnehmen und für mehrere Tage. Du kannst beim Gemüse natürlich auch variieren und neue Kombinationen austesten. Etwas Kokosmilch und frische Bambussprossen am Ende wären hier auch eine gute Option – lasse deiner Fantasie freien Lauf!

Vegane One-Pot-Pasta mit Hack

Für 2 bis 3 Personen

Zutaten

- 250 Gramm Spaghetti (Vollkorn)
- 200 Gramm Erbsen
- 300 Gramm Sahne
- 200 Gramm Champignons
- 4 mittelgroße Stangen Lauch
- 1 Packung vegetarisches Hackfleisch
- 1 EL Öl
- Salz, Pfeffer, Chili nach Geschmack
- Basilikum, frisch
- Parmesan, frisch gerieben

Zubereitung:

1. Wasche die Champignons und den Lauch und schneide beides klein.

2. Brate das Hackfleisch in dem erhitzten Öl an und gebe dann alle anderen Zutaten bis auf den Parmesan mit dazu. Fülle den Topf mit 300 ml Wasser auf. Jetzt bringst du alles zum Kochen und lässt die One-Pot-Pasta bei mittlerer Temperatur köcheln, bis die Nudeln weich sind. Schmecke alles danach ab.

3. Mit frischem Basilikum und Parmesan bestreut servieren.

Tipp

Normales Hackfleisch ist hier natürlich auch möglich. Du möchtest vegan essen? Dann lasse den Parmesan weg und ersetze die Sahne durch Hafersahne oder durch veganen Frischkäse.

Mediterrane Spargelpfanne

Für 2 Personen

Zutaten

- 400 Gramm Spargel, grün oder weiß
- 100 Gramm Tomaten
- 1 EL Kokosöl
- 1 EL trockener Rotwein nach Wunsch
- 1 Prise Johannisbrotkernmehl
- Thymian, Majoran, Oregano, Rosmarin, Muskat, Salz und Pfeffer

Zubereitung

1. Schäle im ersten Schritt den Spargel, schneide ihn in größere Stücke und brate ihn im Kokosöl in einer Pfanne an.

2. Wasche die Tomaten und schneide sie in Stücke. Wenn der Spargel für einen Moment angebraten wurde, kannst du die Tomaten hinzugeben und lässt beides für einen Moment köcheln.

3. Gebe nun die Gewürze und die Kräuter hinzu und schmecke alles ab.

4. Lasse die Gemüsepfanne noch etwas weiter köcheln und gib dann den Rotwein und das Johannisbrotkernmehl hinzu. Kurz unterrühren und die Pfanne dann servieren.

Tipp

Je nach Hunger und Geschmack kannst du dazu eine Scheibe Vollkornbrot oder eine Handvoll Nudeln oder Reis essen. Doch auch pur schmeckt die Spargelpfanne sehr gut und lässt sich dabei problemlos mitnehmen.

Tipp

Dazu passt ein schneller Salat aus Tomaten oder Gurken sehr gut. Du kannst statt dem veganen Frischkäse auch einfach normalen Frischkäse verwenden! Die Kartoffeltaschen kannst du gut vorbereiten und auch ohne Probleme einfrieren, bis du sie essen möchtest.

Couscoussalat auf orientalische Art

Zutaten

- 250 Gramm Couscous
- 400 Gramm Tomaten
- 2 mittelgroße Zucchini
- 2 bis 3 EL Olivenöl
- 400 Kichererbsen
- 1 Bund Koriander, frisch
- Etwas frischer Zitronensaft
- Salz, Pfeffer, Curry

Zubereitung

1. Bereite den Couscous nach Packungsanweisung zu und gebe ihn dann zusammen mit dem Öl in eine Schüssel.

2. Wasche die Zucchini und die Tomaten und schneide beides in feine Würfel. Brate die Zucchini kurz fettfrei oder mit einem Schuss Öl an.

3. Hacke den Koriander fein und vermenge alle Zutaten in einer Schüssel. Schmecke diese mit den Gewürzen und dem Zitronensaft ab. Lasse den Salat vor dem Servieren ein wenig Ziehen.

Tipp

Keine Waage oder kein Messbecher zur Hand? Couscous wird immer mit der doppelten Menge Wasser zubereitet. Ein Beispiel dafür ist eine halbe Tasse Couscous und eine voll Tasse Wasser. Dann ist die Konsistenz perfekt.

Herzhafter Kohlsalat

Zutaten

- 400 Gramm Weißkohl
- 50 Gramm Macadamia-Nüsse
- 1 EL Sesamöl
- 1 EL Chili-Paste, zuckerfrei
- 1-2 Knoblauchzehen, je nach Geschmack
- 1 EL Essig
- 1 TL Sesam

Zubereitung

1. Schneide den Weißkohl zuerst in feine Streifen und hacke die Nüsse.

2. Dann erwärmst du den Weißkohl zusammen mit dem Öl, dem Essig und der Chili-Paste in einer ausreichend großen Pfanne.

3. Hacke dann noch die Knoblauchzehen und füge diese hinzu. Dann schließt du den Deckel und lässt den Kohl bei geringer Temperatur für 5 bis 7 Minuten köcheln. Auf diese Weise sollte der Kohl weich werden.

4. Jetzt kommen die gehackten Nüsse dazu und alles sollte für etwa 5 Minuten weiter köcheln.

5. Lasse den Kohl abkühlen und esse ihn mit Sesam bestreut, falls du Sesam magst. Heiß schmeckt der Salat als Weißkohlpfanne ebenfalls.

Brokkolicremesuppe

Zutaten

- 450 Gramm Brokkoli
- 400 Gramm weiße Bohnen
- 200 Gramm Lauch
- 1 bis 2 Knoblauchzehen
- 800 ml Gemüsebrühe
- 1 EL Sesam
- 1 EL Öl
- Salz, Pfeffer, Paprikapulver

Zubereitung

1. Wasche den Lauch und schneide ihn genau wie die Knoblauchzehen klein. Brate beides kurz in dem Öl in einem Topf an.

2. Brokkoli in Röschen schneiden und dazugeben. Für etwa 5 Minuten köcheln lassen, dann die weißen Bohnen und die Gemüsebrühe hinzugeben.

3. Gewürze hinzugeben und köcheln lassen, bis der Brokkoli gar ist. Dann alles mit einem Pürierstab zu einer cremigen Suppe pürieren.

4. Serviere die Suppe nach Wunsch mit dem Sesam bestreut.

Tomatensuppe

Zutaten

- 10 mittelgroße Tomaten
- 1 große Zwiebel
- 1 EL Olivenöl
- 1 Möhre
- 2 Knoblauchzehen
- 200 ML Wasser
- Salz, Pfeffer, Basilikumblätter (frisch)

Zubereitung

1. Schäle die Zwiebeln und den Knoblauch und hacke beides sehr fein. Dünste die Zwiebeln genau wie den Knoblauch in einer Pfanne in dem Öl an. Am Ende soll beides glasig sein.

2. Schäle die Möhre und reibe diese klein. Die Möhrenraspel kommen dann mit in die Pfanne.

3. Wasche und würfle die Tomaten und gebe diese ebenfalls mit zum Köcheln in die Pfanne.

4. Jetzt löschst du alles mit dem Wasser ab und lässt die Tomatensuppe bei geringer Temperatur für etwa 15 bis 20 Minuten köcheln. Der Deckel soll dabei übrigens geschlossen sein.

5. Mit Salz und Pfeffer abschmecken und frische, gehackte Kräuter genau wie Basilikumblätter in Stücken hinzugeben.

Gegrillte vegane Gemüsespieße

Zutaten

- 2 Zucchini
- 3 Paprika
- 12 Kirschtomaten
- 12 Champignons
- 1 große Zwiebel
- 3 EL Öl
- Salz, Pfeffer

Zubereitung

1. Wasche das Gemüse und schneide die Paprika in große Würfel und die Zucchini in dicke Scheiben. Champignons in Hälften und die Zwiebel in Stücke schneiden.

2. Nehme einige Holzspieße und spieße abwechseln das Gemüse darauf auf, sodass bunte Gemüsespieße entstehen.

3. Verteile das Öl über die Spieße und würze sie kräftig mit Salz und Pfeffer.

4. In einer Schale oder auf Alufolie auf dem Grill grillen. Nach rund 25 Minuten sind die Spieße fertig – das Rezept eignet sich zum Grillen im Sommer genau wie zum Grillen auf dem Backofengrill.

Tofubällchen to Go

Zutaten

- 1 Packung a 450 Gramm Tofu, Natur
- 2 Eier
- 4 EL Haferflocken, körnig
- 2 Frühlingszwiebeln
- Jeweils 1 TL Salz, Ingwer in Pulver, Curry
- Etwa ½ bis 1 TL schwarzer Pfeffer
- Kräutermischung, TK
- Optional: 1 EL Senf oder 1 bis 2 Chilischoten

Zubereitung

1. Püriere das Tofu mit den Eiern und gebe erst nach dem Pürieren die Haferflocken hinzu.

2. Jetzt kommen alle Gewürze hinzu. Hacke die Frühlingszwiebel sehr klein und hebe sie unter. Je nach Geschmack kannst du noch Senf oder gehackte Chilischoten oder auch Knoblauch und normale Zwiebeln hinzugeben. Entscheide selbst, was du am liebsten magst.

3. Forme die Masse zu kleinen Bällchen und lege diese auf ein mit Backpapier ausgelegtes Backblech. Backe die Bällchen für etwa 25 Minuten bei 180 Grad im vorgeheizten Backofen. Achte darauf, dass sie nicht zu dunkel werden – falls du geraspeltes Gemüse unter die Masse hebst, brauchen die Tofubällchen meist noch einige Minuten länger.

Tipp

Diese Tofubällchen lassen sich sehr gut variieren und sind ein toller Snack unterwegs. Geriebene Zucchini oder Möhren passen übrigens genau wie eine kleingeschnittene Paprika dazu. Wichtig ist hier definitiv, dass du die Bällchen kräftig würzt! Sonst schmecken sie einfach nur fad und langweilig. Besonderer Tipp: Sehr gut schmeckt dazu körniger Frischkäse!

Avocado mit Eifüllung

Zutaten

- 1 Avocado
- 2 Eier
- Salz, Pfeffer, Chili nach Geschmack

Zubereitung

1. Halbiere die Avocado und entferne vorsichtig den Kern in der Mitte.

2. Lege die Avocadohälften auf ein Backblech und schlage ein Ei in jede Hälfte. Mit den Gewürzen bestreuen und bei 160 Grad für etwa 15 Minuten backen.

3. Pur oder zusammen mit etwas Vollkornbrot essen.

Spinattarte mit Frischkäse

Zutaten

- 500 Gramm junger Spinat oder Blattspinat, TK
- 6 Eier
- 100 Gramm Creme Fraiche
- 100 Gramm Frischkäse, Natur
- 125 Gramm Parmesan, frisch gerieben
- 2 EL Semmelbrösel
- 1 Zwiebel
- 1 bis 2 Knoblauchzehen
- 1 EL Olivenöl
- Salz, Pfeffer, Muskat Paprikapulver edelsüß, Chilipulver oder Chiliflocken

Zubereitung

1. Schäle die Zwiebeln und den Knoblauch und hacke beides fein. Erhitze dann das Öl in einem Topf und dünste erst die Zwiebel für 2 bis 3 Minuten an, bevor du den Knoblauch mit dazugibst.

2. Gebe den Spinat hinzu und taue ihn im Topf bei mittlerer Temperatur auf. Wichtig ist hier, dass du diesen regelmäßig umrührst, damit er nicht auf dem Boden des Topfes anbrennt.

3. Würze den fertigen Spinat jetzt kräftig mit Salz, Pfeffer und etwas Muskat. Dann kommt er beiseite und kann etwas abkühlen.

4. Im nächsten Schritt verrührst du in einer Schüssel die Eier mit dem Creme Fraiche und dem Parmesan. Kräftig mit Salz, Pfeffer, Paprikapulver und Chili würzen. Hebe dann den Spinat unter die Eiermasse.

5. Fette eine Tarteform ein und streue die Semmelbrösel gleichmäßig auf den Boden der Form.

6. Jetzt kommt die gesamte Masse in die Form und dann im vorgeheizten Ofen bei 140 Grad für rund 45 Minuten backen.

Tipp

Du kannst die Spinattarte auch abwandeln – wie wäre es beispielsweise, wenn du die Tarte mit fettfrei gerösteten Pinienkernen bestreust? Kleine Kirschtomaten oben auf der Tarte verteilt sorgen ebenfalls für eine mediterrane Note.

Desserts: Zuckerfreie Nachspeisen und Kuchen

Nicecream mit Schokoladennote

Zutaten

- 2 Bananen, sehr reif
- 2 EL Erdnussmus
- 2 EL Erdnüsse
- 2 EL Kakaopulver, roh und zuckerfrei
- 2 EL Kakaonibs
- 80 ml Mandelmilch, ungesüßt

Zubereitung

1. Bananen in Scheiben schneiden und über Nacht in das Gefrierfach stellen.

2. Bananen zusammen in einem Mixer mit dem Kakaopulver, der Mandelmilch und dem Erdnussmus mixen. Am Ende soll die Konsistenz an cremiges Eis erinnern – das geht natürlich auch in einer Eismaschine.

3. Erdnüsse hacken und die Nicecream mit den Kakaonibs und den Erdnüsseb bestreut essen.

Tipp

Lässt sich sehr gut einfrieren, auch portionsweise. Dann ist immer ein zuckerfreies Dessert für den großen Heißhunger vorhanden!

Bananenbrot ohne Zucker

Zutaten

- 200 Gramm Vollkornmehl oder Dinkelmehl
- 3 Bananen, sehr reif
- 100 Gramm Apfel, gerieben
- 2 Eier
- 50 Gramm Haselnüsse gehackt oder andere Nüsse
- 1 TL Zimt
- 1 Packung Backpulver

Zubereitung

1. Zerdrücke die Bananen in einer großen Schüssel und gebe dann alle anderen Zutaten hinzu. Mit einem Handrührgerät zu einem glatten Teig verarbeiten und diesen in eine eingefettete Kastenbackform füllen.

2. Im vorgeheizten Backofen bei 180 Grad für 45 Minuten backen. Mache unbedingt eine Stäbchenprobe, damit du siehst, ob der Kuchen wirklich schon fertig ist.

Tipp

Bekommst du im Supermarkt auch immer nur grüne Bananen und willst nicht warten, bis diese Zuhause endlich ganz reif sind? Dann kannst du die Bananen mit der Schale für einige Minuten im Backofen bei etwa 150 Grad backen. Im Anschluss sind sie garantiert reif und süß.

Gesunder Haselnusspudding

Zutaten

- 300 ml Mandelmilch, ungesüßt oder Hafermilch ohne Zucker
- 2 TL Agar Agar (pflanzliches Geliermittel)
- 4 EL Haselnüsse, gemahlen
- 1 Banane

Zubereitung

1. Verrühre die Pflanzenmilch in einem Topf mit dem Agar Agar. Erhitze den Topf und rühre dabei, damit nichts anbrennt. Lasse die Flüssigkeit für etwa 2 Minuten heiß werden.

2. Rühre dann die Haselnüsse unter.

3. Jetzt muss der Pudding einmal kurz aufkochen. Nach dem Aufkochen lässt du alles für rund 4 Minuten bei geringer Temperatur köcheln. Vergiss dabei nicht, stetig zu rühren, da der Haselnusspudding sonst anbrennt.

4. Verteile den Pudding auf Dessertschalen oder Schraubgläser, verteile die Banane in Scheiben darauf und stelle den Pudding im Kühlschrank für eine Weile kalt. Warm schmeckt er aber auch.

Tipp

Statt Agar Agar und Pflanzenmilch kannst du auch Kuhmilch und Gelatine nutzen. Zimt, Vanille und einige Beeren runden den Pudding auf gesunde Weise ab.

Schokoladiges Avocado Mousse

Zutaten

- 4 Bananen, sehr reif
- 1 große Avocado
- 4 Datteln
- 4 EL rohes Kakaopulver ohne Zucker

Zubereitung

1. Schneide die Bananen in große Stücke und gebe sie zusammen mit den Datteln und dem Kakaopulver in einen Mixer.

2. Kratze das Fruchtfleisch aus der Avocado und gib dieses ebenfalls mit in den Mixer. Alles mischen und so lange warten, bis eine cremige Konsistenz entsteht.

Quarkauflauf mit Beeren

Zutaten

 120 Gramm Quark

 80 Gramm Hüttenkäse (oder mehr Quark nehmen)

 100 Gramm Beeren nach Wunsch

 1 Ei

 Vanillearoma

 10 Gramm Leinsamen, geschrotet

Zubereitung

1. Trenne das Ei und schlage das Eiweiß in einer separaten Schüssel steif.

2. Vermische alle anderen Zutaten ohne die Beeren in einer anderen Schüssel und hebe dann das geschlagene Eiweiß unter.

3. Hebe die Beeren vorsichtig unter und fülle den Auflauf in eine Form. Im vorgeheizten

Backofen wird der Quarkauflauf für 30 Minuten bei 150 Grad gebacken.

Tipp

Du kannst auch einen Esslöffel Erythrit zum Süßen nutzen. Durch die Beeren erhält das Dessert eine gewisse Süße – die vielleicht nicht immer am Anfang der Umstellung ausreichend ist. Sei ruhig kreativ mit dem Obst und nutze deine liebste Obstsorte. Etwas Zimt schmeckt auch sehr gut dazu – und zum Mitnehmen ist der Auflauf ebenfalls gut geeignet.

Creme mit Schokoladenstückchen

Zutaten

 200 Gramm Frischkäse, Natur

 Das ausgekratzte Mark einer Vanilleschote

 30 Gramm Kokosöl

 50 Gramm zuckerfreie Schokolade, Zartbitter

 1 Prise Salz

 2 EL Erythrit oder einen kleinen Spritzer Stevia

Zubereitung

1. Hacke die Schokolade in feine Stücke.

2. Jetzt vermischst du in einer Schüssel den Frischkäse mit dem Salz, dem Mark der Vanilleschote und dem Kokosöl. Falls dein Kokosöl nicht flüssig ist, schmelze es vor dem Unterrühren. Falls du ein Süßungsmittel nutzen willst: Rühre es ebenfalls mit unter.

3. Hebe die Schokolade unter und kühle die Creme vor dem Verzehr für eine Weile im Kühlschrank.

Tipp

Das Süßungsmittel ist Optional. Wenn du dich schon ein wenig auf zuckerfreie Ernährung umgestellt hast, merkst du wahrscheinlich, dass du dieses gar nicht mehr unbedingt brauchst.

Fluffige Proteincreme mit Früchten

Zutaten

- 30 Gramm Caseinpulver, zuckerfrei, neutral oder mit Geschmacksrichtung
- 150 Gramm Beeren oder Mango, TK oder frisch
- 100 ml Milch oder optional Wasser

Zubereitung

1. Püriere erst das Obst mit dem Pürierstab oder in einem Mixer.
2. Nun kommen das Caseinpulver und die Milch oder das Wasser hinzu. Damit die Creme wirklich locker und fluffig wird, musst du jetzt ein wenig Geduld beweisen. Mixe die Creme im Mixer oder in der Küchenmaschine für 10 Minuten.
3. Serviere die Proteincreme pur oder mit einigen Obststücken und gehackten Nüssen als Dekoration.

Klassisches Tiramisu

Zutaten für den Teig

- 60 Gramm Mandeln, gemahlen
- 30 Gramm Kokosmehl
- 3 Eier
- 75 Gramm Butter, geschmolzen
- 60 Gramm Erythrit, Puderzucker oder in der Kaffeemühle gemahlen
- 1,5 TL Backpulver

Zutaten für die Creme

- 400 Gramm Mascarpone
- 4 Eigelb
- 2 Eiweiß
- 150 ml Espresso, kalt
- 100 Gramm Erythrit, ebenfalls zu Puderzucker gemahlen
- Kakaopulver, zuckerfrei
- Rumaroma oder etwas Rum

Zubereitung

1. Im ersten Schritt geht es darum, den Teig vorzubereiten. Beim zuckerfreien Tiramisu muss dieser im Gegensatz zum klassischen Dessert gebacken werden. Vermische alle Zutaten für den Teig gründlich miteinander und fülle diesen in eine Form, die möglichst quadratisch oder rechteckig sein sollte. Am besten klappt das mit einer Silikonform.

2. Backe den Teig für etwa 30 Minuten im vorgeheizten Backofen bei 180 Grad.

3. Lasse den Boden ganz auskühlen und schneide ihn im Anschluss vorsichtig der Länge nach durch.

4. Jetzt vermischst du das Eigelb mit dem Erythrit und hebst dann die Mascarpone unter. Schlage die Eiweiß steif und hebe die Masse dann unter die Mascarponecreme.

5. Jetzt kommt eine Hälfte des Teiges in eine Form. Tränke diesen Teig mit der Hälfte des Kaffees und, nach Wunsch, mit Rum oder Rumaroma. Verteile die Hälfte der Mascarponecreme darüber, gebe die andere

Snacks gegen den Heißhunger

Erdnusskugeln

Zutaten

 150 Gramm Erdnussmus

 2 Messerspitzen Vanillepulver oder ein wenig einer gemahlenen Vanilleschote

 65 Gramm Vollkornmehl

 1 bis 2 EL Ahornsirup oder Agavendicksaft je nach Geschmack

Zubereitung

1. Alle Zutaten in einer Küchenmaschine oder in einem Mixer gründlich vermischen.

2. Kühle die Masse für etwa 30 Minuten im Kühlschrank oder in der Gefriertruhe, damit diese härter werden und leichter zu formen sind.

3. Forme jetzt kleine Kugeln aus der Masse und bewahre diese in einer Dose im Kühlschrank bis zum Verzehr auf.

Tipp

Mixe zwei Esslöffel Erdnüsse oder einige Mandeln am Ende in der Küchenmaschine mit. Dadurch erhalten die Kugeln noch ein wenig mehr Biss.

Zuckerfrei Bananen-Schokoladen-Cookies

Zutaten

- 100 Haferflocken kernig, Vollkorn
- 2 Bananen, sehr reif
- 1 EL Kakaopulver, roh und zuckerfrei
- 15 Gramm zuckerfreie Schokolade, Zartbitter
- 1 EL Kakaonibs

Zubereitung

1. Bananen schälen und im Mixer oder mit einer Gabel zerdrücken. Haferflocken hinzugeben und kurz durchmixen.

2. Schneide die Schokolade in kleine Stücke und mische diese Stücke zusammen mit den Kakaonibs und dem Kakaopulver mit dazu.

3. Forme jetzt mit feuchten Händen Kekse daraus und achte darauf, dass diese nicht zu flach werden. Lege die Cookies auf ein mit Backpapier ausgelegtes Backblech und backe sie

im vorgeheizten Ofen für 20 bis 25 Minuten bei 175 Grad.

4. Auskühlen lassen und in einer Dose aufbewahren – hier kannst du die nächsten Tage von essen oder die Cookies auch teilen.

Zuckerfreies Fruchtleder

Zutaten

- 250 Gramm Beeren wie Erdbeeren oder Himbeeren, TK ist möglich
- 1 mittelgroße bis große Mango

Zubereitung

1. Wasche das Obst und schneide das Fruchtfleisch der Mango in grobe Stücke. Beide Obstsorten separat voneinander pürieren.

2. Lege ein Backblech mit Backpapier aus und verstreiche das Mangopüree auf der einen Hälfte des Blechs und das Beerenpüree auf der anderen Hälfte. Das Püree sollte dabei wirklich recht dünn verstrichen werden und nicht höher als 3 mm sein.

3. Jetzt stellst du den Backofen auf eine niedrige Temperatur von 40 Grad und brauchst nun ein wenig Geduld: Mindestens 10 Stunden muss das Fruchtleder nun dörren.

4. Öffne ab und zu den Backofen für eine Minute für einen Spalt. Auf diese Weise entweicht die Feuchtigkeit – prüfe nach einigen Stunden, ob einer lederartige Konsistenz erreicht wurde.

5. Bei der gewünschten Konsistenz holst du das Fruchtleder aus dem Ofen, lässt es auskühlen und schneidest es in 1 cm breite Streifen. Rolle diese Rollen zu Schnecken auf und bewahre diese Luftdicht auf. Dieser gesunde, zuckerfreie Snack ist so aufbewahrt tatsächlich für gut drei Monate haltbar. Es lohnt sich also auch, direkt zwei Bleche voll zu machen.

Grüner Hummus mit Gemüsesticks

Zutaten

- Gemüse nach Geschmack, zum Beispiel Möhren, Gurke oder Paprika
- 1 Dose Kichererbsen
- 1 große Avocado
- 1 EL Tahine
- 3 bis 4 EL Olivenöl
- Saft einer Limette
- Salz, Pfeffer, eventuell 1 Knoblauchzehe

Zubereitung

1. Wasche das Gemüse und schneide es in Sticks. Diese Sticks kannst du auch sehr gut mitnehmen und den Snack so unterwegs essen.

2. Kippe die Kichererbsen in ein Sieb und wasche den Sud ab. Jetzt kommen die Kichererbsen mit der Avocado, Tahine, Limettensaft und erst einmal 3 Esslöffeln Öl in

einen Mixer. Schneide die Knoblauchzehe in grobe Stück und gib sie ebenfalls hinzu. Alles gründlich durchmixen und dann mit Salz und Pfeffer würzen.

3. Je nach Konsistenz kannst du dann noch etwas mehr Öl hinzugeben. Den Hummus kannst du auch gut für mehrere Tage vorbereiten und variieren. Im Gegensatz zum gekauften Hummus ist hier auch kein Zucker zugesetzt!

Würziger Obstsnack

Zutaten

- 1 Mango
- Saft einer Limette oder einer halben Zitrone
- Salz, Pfeffer, Chilipulver

Zubereitung

1. Schneide das Fruchtfleisch in Würfel oder in mundgerechte Stücke.
2. Vermische die Mangowürfel in einer Schüssel mit dem Limettensaft und den Gewürzen. Schmecke dabei ganz nach deinem Geschmack ab. Dieser Snack lässt sich sehr gut mitnehmen und dann zieht das Obst sogar noch ein wenig durch.

Tipp

Schmeckt auch mit Papaya, mit Ananas, mit Wassermelone und Alternativ auch mit Gemüse wie mit Gurken. Doch besonders lecker ist dieser Snack mit Mango.

Fruchtiger Hüttenkäse

Zutaten

- 100 Gramm Hüttenkäse
- 100 Gramm Erdbeeren oder andere Beeren
- 25 Gramm Pistazien

Zubereitung

1. Pistazien hacken und mit dem Hüttenkäse vermischen.
2. Erdbeeren in Stücke schneiden oder pürieren und zum Hüttenkäse geben. Lässt sich auch in einer kleinen Dose sehr gut mitnehmen!

Pikante Edamame

Zutaten

- 450 Gramm Edamame, geschält
- 2 EL Olivenöl
- 1 EL Zitronen- oder Limettensaft
- Salz, Pfeffer, Chili

Zubereitung

1. Lege ein Backblech mit Backpapier aus.

2. Vermische das Öl mit dem Zitronensaft und den Gewürzen in einer Schüssel und gebe die Edamame hinzu. Vermenge alles gründlich und verteile die Edamame dann auf einem Backblech.

3. Heize den Backofen auf 150 Grad vor und backe die Edamame für 15 Minuten bei dieser Temperatur.

Tipp

Das gleiche Rezept geht übrigens auch mit Kichererbsen anstatt mit Edamame. Ein toller Snack für den Filmeabend oder für unterwegs.

Knusprige Avocado-Amaranth Pommes

Zutaten

- 2 große Avocados
- Saft einer Limette oder Zitrone
- 5 EL Amaranth, gepoppt
- 3 bis 4 EL geschälte Sesamsaat
- Salz, Pfeffer
- 5 EL Olivenöl

Zubereitung

1. Vermische im ersten Schritt den gepoppten Amaranth mit dem Limettensaft, mit Salz, Pfeffer und dem Öl. Je nach Geschmack kannst du hier auch sehr gut etwas Chilipulver hinzugeben.

2. Schneide das Fruchtfleisch der Avocados in längliche Spalten, die von der Form her an Pommes erinnern.

3. Jetzt wälzt du die Avocadostücke rundherum in der angerührten Mischung und legst sie im Anschluss auf ein Backblech, welches du mit Backpapier auslegen solltest.

4. Heize den Ofen auf 250 Grad vor und backe die Pommes dann für rund 10 bis 12 Minuten. Überprüfe, ob sie dann wirklich knusprig sind und schon herausgenommen werden können.

Tipp

Du kannst die Pommes auf die gleiche Weise auch mit Rote Beete oder mit Kartoffeln machen. Bei der genauen Gemüsewahl gibt es kaum Grenzen – den Amaranth kannst du auch weglassen und vielleicht nur die Sesamsaat nutzen.

Herzhafter Joghurt für Zwischendurch

Zutaten

- 500 Gramm Joghurt, Vollfett
- 5 Radieschen
- 1 Gurke
- 2 Dillzweige, frisch
- 2 bis 3 EL Olivenöl
- 2 TL Sesam
- Salz, Pfeffer, Chili

Zubereitung

1. Joghurt in einer Schüssel mit Öl vermischen und mit Salz, Pfeffer und Chili nach Geschmack würzen.

2. Sesam in einer Pfanne fettfrei anrösten.

3. Radieschen und die Gurke waschen, die Gurke raspeln und die Radieschen in möglichst dünne Scheiben schneiden. Mit dem Joghurt vermischen und mit dem gerösteten Sesam bestreut servieren.

Schnelle Energy-Balls

Zutaten

- 1 kleine Tasse Datteln
- 1 Tasse Haferflocken
- 3 EL Nussmus
- Zimt, Vanille

Zubereitung

1. Gebe alle Zutaten zusammen in einen Mixer oder nutze den Pürierstab zum Pürieren. Wenn deine Masse danach immer noch sehr weich ist, gibst du einfach etwas mehr Haferflocken hinzu.

2. Forme mit feuchten Händen kleine Kugeln und lagere diese in einer Dose im Kühlschrank. Falls du möchtest, kannst du die Energiebällchen auch noch in Kokosraspeln wälzen.

Fazit

Zusammenfassend lässt sich sagen, dass klassischer Haushaltszucker eher ein Gift als ein Segen ist. Zucker macht wirklich süchtig und wirkt auf unsere Körper wie eine Droge. Desto mehr man zu sich nimmt, desto mehr braucht man auch. Darüber hinaus steckt Zucker in sehr vielen Lebensmitteln, vor allem in Fertiggerichten und Produkten wie zum Beispiel Ketchup. Der Ausstieg aus der Zuckersucht sollte aber besser früher als später erfolgen – auch deiner Gesundheit zuliebe!

Denn Zucker führt langfristig zu einer Vielzahl von Krankheiten und ist daher ganz klar gefährlich. Außerdem weißt du irgendwann den natürlichen Geschmack von Lebensmitteln wie Obst und Gemüse gar nicht mehr zu schätzen. Mit der 30 Tages Challenge schaffst du mit Disziplin den Ausstieg und beginnst ein gesundes, zuckerfreies Leben. Die hier genannten, besonders einfachen und schnellen Rezepte helfen bei einem Umstieg. Denn mit ein wenig Kreativität ist ohne Zucker alles möglich – selbst Kuchen und leckere Nachspeisen müssen nicht ganz aufgegeben werden.

Mehr Energie und Wohlbefinden sowie eine schönere Haut und ein geringeres Gewicht gehören dann ebenfalls zu den Folgen von einem zuckerfreien Leben. Starte am besten sofort und lasse dich auf eine Challenge ein, die deine Ernährungsgewohnheiten verändert und Schluss mit dem Zucker macht!

Buchempfehlungen

Buddha Bowls

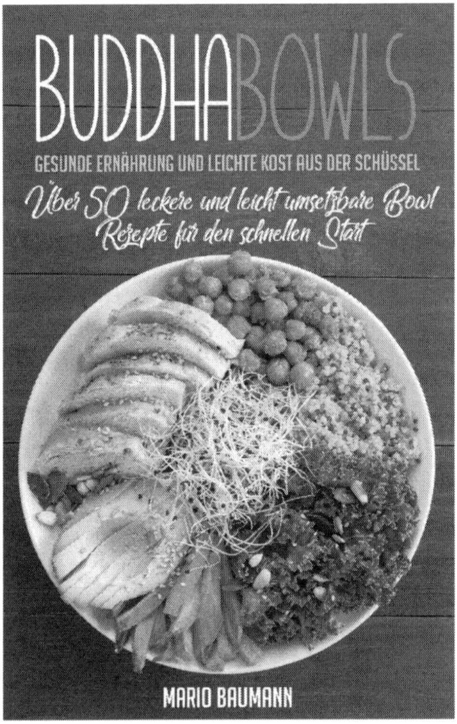

Ketogene Diät für Veganer

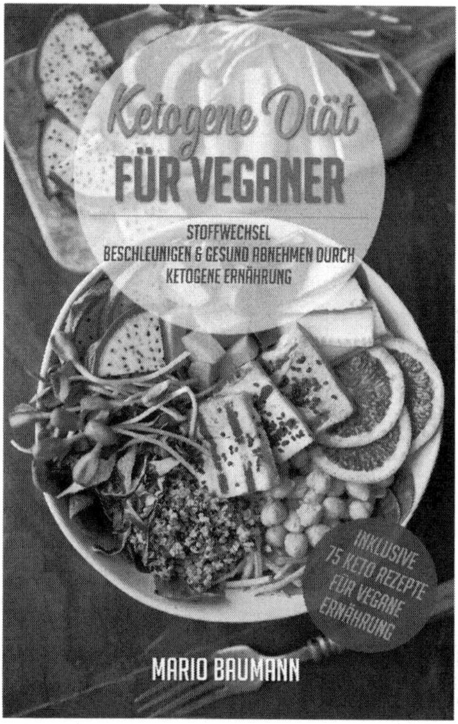

Ketogene Diät für Vegetarier

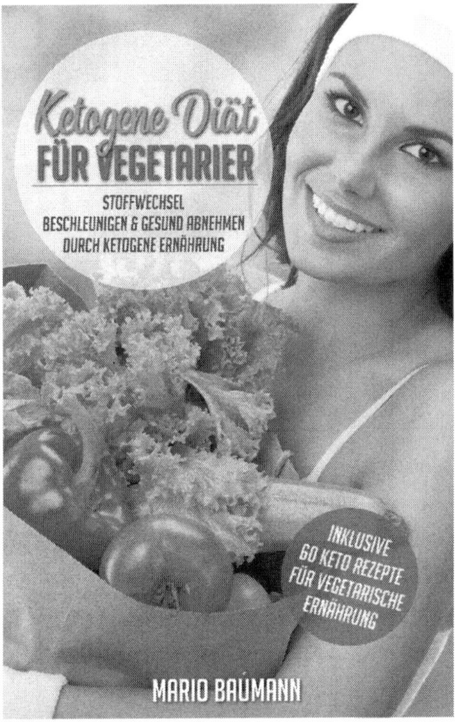

Ketogene Ernährung

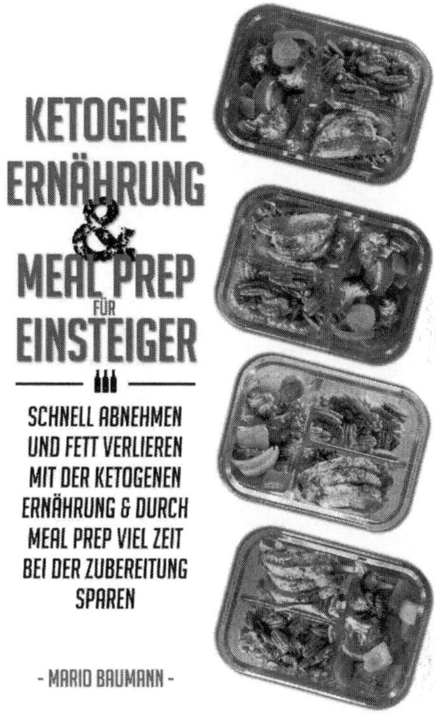

Heißluftfriteuse Rezeptbuch

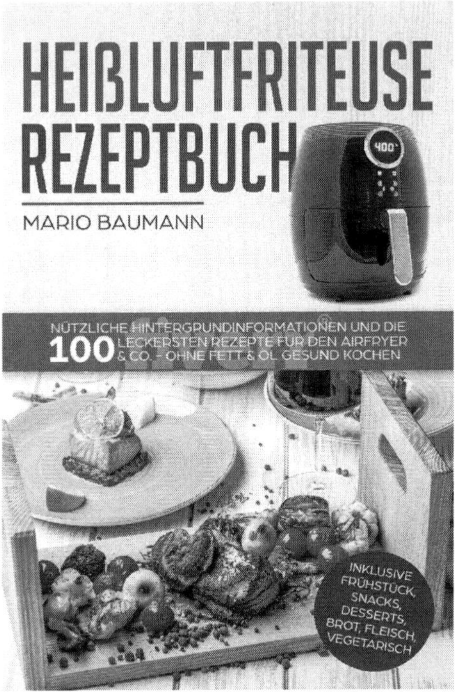

Haftungsausschluss

Die Verwendung der Informationen in diesem Buch und die Umsetzung derselben erfolgt ausdrücklich auf eigenes Risiko. Der Autor kann für etwaige Unfälle und Schäden jeder Art, die sich bei der Zubereitung der Speisen ergeben, aus keinerlei Rechtsgrund die Haftung übernehmen. Haftungsansprüche gegen den Autor für Schäden jeglicher Art, die durch die Nutzung der Informationen in diesem Buch, bzw. durch die Nutzung fehlerhafter und/ oder unvollständiger Informationen verursacht wurden, sind ausgeschlossen. Folglich sind auch Rechts- und Schadenersatzansprüche ausgeschlossen. Der Inhalt dieses Werkes wurde mit größter Sorgfalt erstellt und überprüft. Der Autor übernimmt keine Gewähr und Haftung für die Aktualität, Korrektheit, Vollständigkeit und Qualität der bereitgestellten Informationen. Druckfehler können nicht vollständig ausgeschlossen werden. Weiterhin beruht der Inhalt dieses Werkes auf persönlichen Erfahrungen und Meinungen des Autors. Der Inhalt darf nicht mit medizinischer Hilfe verwechselt werden. Unser Buch enthält Links zu externen Webseiten Dritter, auf deren Inhalte wir keinen Einfluss haben. Deshalb können wir für diese fremden Inhalte auch keine Haftung/ Gewähr übernehmen. Für die jeweiligen Inhalte der verlinkten Seiten ist der jeweilige Anbieter oder Betreiber der Seiten verantwortlich. Die Adressen können im Laufe der Zeit vereinzelt ungültig werden bzw. kann sich der Inhalt ändern.

Impressum

Mario Baumann

Kontakt

Maximilian Klein

Goldammerstr. 18

12351 Berlin, Deutschland

45747971R00098

Printed in Poland
by Amazon Fulfillment
Poland Sp. z o.o., Wrocław